Heile deine Zähne

Körperliche und seelische Ursachen
für Zahnprobleme

Dr. Wolfgang Kuhl

Heile deine Zähne

Körperliche und seelische Ursachen
für Zahnprobleme

Bibliografische Information der Deutschen Nationalbibliothek:
Die Deutsche Nationalbibliothek verzeichnet diese Publikation
in der Deutschen Nationalbibliografie;
detaillierte bibliografische Daten sind im Internet über
http://dnb.d-nb.de abrufbar.

© 2009 Dr. Wolfgang Kuhl
Satz, Umschlaggestaltung, Herstellung und Verlag:
Books on Demand GmbH, Norderstedt

ISBN: 978-3-8370-3903-0

Für Joanna

Inhaltsverzeichnis

1. Vorwort

Als ich 1989 begann, als Zahnarzt zu arbeiten, hatte ich mir als Aufgabe gestellt, Zähne gesund zu erhalten und schöner zu machen. 28 (32) plus 20 Milchzähne bewahren zu können schien einfach und überschaubar. Alle meine Erfahrungen danach ließen mich zu dem Schluss kommen, dass die Natur es immer besser kann als wir. Ein von Natur aus gesunder Zahn ist und bleibt das beste und haltbarste Kauorgan.

An Zähnen gab es jedoch häufig Probleme, die sich mit begrenztem zahnärztlichem Denken nicht erklären ließen und mich daher zu weiteren Studien antrieben. Es gab Zähne, die trotz aller zahnärztlichen Kunst nicht in den Griff zu bekommen waren. Nachbarzähne waren vollkommen intakt, während der betreffende Zahn völlig zerstört war. Dafür gab es nur die Erklärung, dass andere Einwirkungen des Körpers und der Psyche Einfluss auf diese Zähne hatten. Sehr oft fiel mir auf, dass Menschen mit gesunden Zähnen auch sonst völlig gesund waren. Diese Beobachtung bildete den Ansatz einer psychosomatischen Betrachtungsweise der Zähne. Eine wesentliche Erkenntnis ist, dass wir, wenn wir die Zähne gut pflegen und gesund erhalten, uns eine Grundlage für das gesamtgesundheitliche Wohlbefinden schaffen.

Umgekehrt ist die Frage ebenfalls äußerst interessant, welche körperlichen und psychischen Einflüsse sich negativ auf unsere Zähne auswirken. Das vorliegende Buch versucht diese Frage zu beantworten. Mein Ziel ist, für eine möglichst große Leserschaft einfach und verständlich und damit ein Buch von hohem Nutzen zu schreiben. Ferner möchte ich erreichen, dass das eine oder andere gesundheitliche Problem durch die

Lektüre meines Buches frühzeitiger erkannt und behandelt werden kann.

Ihre Anregungen und Kritik nehme ich gern per E-Mail (info@drkuhl.de) entgegen, freue mich auf einen regen Dialog und wünsche Ihnen viel Freude beim Lesen dieses ungewöhnlichen Buches.

Dr. Wolfgang Kuhl,
Frankfurt am Main,
im Februar 2009

2. Zahnschema

Ein vollbezahnter Mensch hat in der Regel 32 Zähne. Davon befinden sich jeweils vier Schneidezähne (1, 2) im Ober- und Unterkiefer, ebenso jeweils zwei Eckzähne (3). Dann folgen die Prämolaren, d. h. die kleinen Backenzähne (4, 5), pro Kieferhälfte zwei, und dann die Molaren, die großen Backenzähne (6, 7). Der letzte große Backenzahn ist der Weisheitszahn (8).

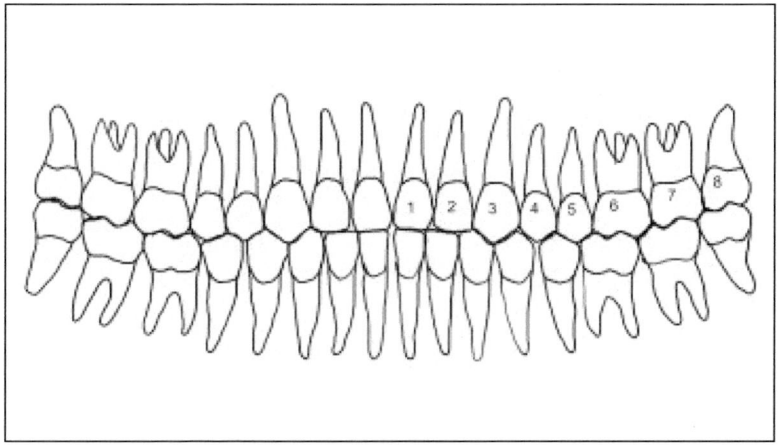

Zahnschema

3. Beschreibung der Symptome

Anleitung für die nachfolgenden Ausführungen:

In der ersten Spalte findet sich das Krankheitsbild oder Symptom, ggf. verbunden mit dem jeweiligen Körperteil. Die zweite Spalte führt die verursachenden Zähne auf (mit Karies, Füllungen, Wurzelbehandlungen, Kronen oder sonstigem Zahnersatz). In der dritten Spalte wird die Ursache beschrieben oder es werden weitere Organe benannt, die mit dem Problem in Zusammenhang stehen können und ebenfalls überprüft werden sollten.

Krankheitsbild / Beschwerden / Körperteil	Problem- zähne	Ursache / Wirkung
Abgeschlagen- heit	Alle Zähne mit Füllungen oder Kronen	Unverträgliche Materialien von Zahnfüllungen, Kronen und Implantaten (beachte Billigangebote aus unseren Nachbarländern). Häufige Metalle wie Palladium, Zinn und Quecksilber sind mittels Urinprobe leicht nachweisbar.
Afterjucken	Alle kleinen Backenzähne	Dickdarm, Kieferhöhle, Lunge

Krankheitsbild / Beschwerden / Körperteil	Problem- zähne	Ursache / Wirkung
Akne	Alle Schneide- zähne	Blase, Geschlechtsorgane, Niere, Entgiftungsprobleme, hormonelle Probleme
Allergie	Schneidezähne links und rechts unten	Unverträgliche Materialien von Füllungen, Kronen, Implantaten, Metallen, Kunststoffen, Zementen, Amalgam, durch geringe körperliche Adaptation verstärkte Reaktion auf diese Materialien. Blase, Niere
Alzheimer- Krankheit	Alle betroffe- nen Zähne	Toxine von devitalen (toten) Zähnen sowie Amalgamreste im Gewebe werden für diese Erkrankung mitverantwortlich gemacht.
Arterien	Große Backen- zähne links und rechts unten	Bauchspeicheldrüse, Magen, Milz

Krankheitsbild / Beschwerden / Körperteil	Problemzähne	Ursache / Wirkung
Arterienverkalkung	Schneidezähne links und rechts unten	Blase, Geschlechtsorgane, Niere
Asthma bronchiale	Alle kleinen Backenzähne	Dickdarm, Kieferhöhle
Atembeschwerden	Alle kleinen Backenzähne	Dickdarm, Kieferhöhle
Auge links/rechts	Schneidezähne links und rechts oben	Brustwirbelsäule, Gallenblase, Hüfte, Hypophysenhinterlappen, Leber
Augenleiden	Alle Eckzähne	Brustwirbelsäule, Gallenblase, Hüfte, Leber
Bauchspeicheldrüse	Alle großen Backenzähne	Magen, Milz
Beckenschiefstand	Alle großen und kleinen Backenzähne	Störung im Zusammenbiss mit Abweichung des Unterkiefers zu einer Seite

Krankheitsbild / Beschwerden / Körperteil	Problem- zähne	Ursache / Wirkung
Beinlänge unterschiedlich	Alle großen und kleinen Backenzähne	Störung im Zusammen- biss mit Abweichung des Unterkiefers zu einer Seite, Wirbelsäulenprobleme durch Versuch, die Abweichung auszugleichen
Bettnässen	Alle Schneide- zähne	Geschlechtsorgane, Nieren
Blähungen	Alle Weisheits- zähne	Herz, Ohr
Blasenleiden, -schwäche	Alle Schneide- zähne	Gehirn, Geschlechtsorgane (männlich und weiblich), Knie hinten, Lendenwirbel- säule, Niere, Stirnhöhle. Bei Blasenproblemen ist genau zu prüfen, ob eine Wurzelbe- handlung oder Wurzelspitzen- Resektion therapeutisch wirksam ist.
Bluthochdruck	Alle Weisheits- zähne	Dünndarm

Krankheitsbild / Beschwerden / Körperteil	Problemzähne	Ursache / Wirkung
Bronchitis	Alle kleinen Backenzähne	Dickdarm, Kieferhöhle
Brustschmerzen links	Große Backenzähne rechts unten	Bauchspeicheldrüse, Magen, Milz
Brustschmerzen rechts	Große Backenzähne links unten	Bauchspeicheldrüse, Magen, Milz
Brustwirbelsäule	Alle seitlichen Schneide- und Eckzähne	Auge, Gallenblase, Hüfte, Hypophysenhinterlappen, Keimdrüsen, Knie, Leber
Depression, äußere Ursache	Alle sichtbaren Zähne (Frontzähne)	Hässliche, dunkle und schief stehende Zähne schlagen aufs Gemüt. Es wird, wenn überhaupt, nur zurückhaltend gelacht. Ein ständig negatives Eigenbild macht traurig, unglücklich und auf Dauer depressiv.

Krankheitsbild / Beschwerden / Körperteil	Problem- zähne	Ursache / Wirkung
Depression, innere Ursache	Große und kleine Backen- zähne, Weis- heitszähne	Hat jemand keine Seiten- oder überhaupt keine Zähne mehr, kann er Probleme nachts nicht mehr durch Knirschen abarbeiten. Knirschen setzt eine große Zahl von Anti- stresshormonen frei. Das dauerhafte Fehlen dieser Hor- monausschüttung führt zum Ermüdungssyndrom, einem ständigen Ausgebranntsein.
Diabetes	Alle kleinen Backenzähne	Magen, Milz. Bei fortge- schrittener Parodontose gelangen Milzorganismen und deren Gifte in den Blut- kreislauf und können dort Diabetes auslösen.
Dickdarm- störungen (Durchfall, Verstopfung)	Alle kleinen Backenzähne	Kieferhöhle, Lunge

Krankheitsbild / Beschwerden / Körperteil	Problem-zähne	Ursache / Wirkung
Dickdarm-entzündung (Kolitis)	Alle kleinen Backenzähne	Kieferhöhle, Lunge
Dünndarm	Alle Weisheits-zähne	Herz, Ohr
Durchfall	Alle kleinen Backenzähne	Kieferhöhle, Lunge
Einschul-probleme	Erster großer Backenzahn	Ist der erste große Backen-zahn noch nicht durchgebro-chen, ist das Kind noch nicht reif für die Einschulung und möglicherweise überfordert.
Ekzem	Alle Schneide-zähne	Blase, Geschlechtsorgane, Nieren
Ellenbogen	Alle Weisheits-zähne	Dünndarm, Herz, Ohr

Krankheitsbild / Beschwerden / Körperteil	Problemzähne	Ursache / Wirkung
Energiehaushalt der Zähne allgemein	Alle Weisheitszähne	Die Weisheitszähne liegen auf dem Herz-Kreislauf-Meridian. Diesem muss im Falle ständigen Energiemangels besondere Aufmerksamkeit gewidmet werden.
Fehlgeburt	Alle Schneidezähne	Blase, Niere
Frühgeburt	Alle betroffenen Zähne	Bei Parodontose schütten die bakteriellen Erreger Botenstoffe aus, die eine Immunreaktion auslösen. Dies kann zu Wehen führen und damit eine Frühgeburt bewirken.
Furunkel	Alle Schneidezähne	Blase, Geschlechtsorgane, Niere, verminderte Entgiftung

Krankheitsbild / Beschwerden / Körperteil	Problem-zähne	Ursache / Wirkung
Gallenblase	Alle Eckzähne	Auge, Brustwirbelsäule, Hüfte, Hypophysenhinterlappen, Keimdrüsen, Knie hinten, Leber. Bei Gallenleiden ist sehr genau zu prüfen, ob die Eckzähne als Anker für eine Zahnprothese geeignet sind.
Gastritis	Alle großen Backenzähne	Bauchspeicheldrüse, Milz
Gehirn	Alle Schnei-dezähne links und rechts oben	Blase, Lendenwirbelsäule, Niere, Stirnhöhle
Gehörverlust	Alle Weisheits-zähne	Dünndarm, Herz
Gelbsucht	Alle Eckzähne	Auge, Galle, Hüfte
Halsschmerzen	Alle kleinen Backenzähne	Dickdarm, Lunge

Krankheitsbild / Beschwerden / Körperteil	Problem- zähne	Ursache / Wirkung
Halswirbelsäule	Alle kleinen Backenzähne	Dickdarm, Kieferhöhle, Lunge
Hämorrhoiden	Alle kleinen Backenzähne	Dickdarm, Kieferhöhle, Lunge
Harnlassen (häufiges)	Alle Schneide- zähne	Geschlechtsorgane, Niere, Prostata
Hautausschlag	Alle betroffe- nen Zähne	Unverträgliche Materialien von Füllungen, Kronen, Implantaten, Metallen, Kunststoffen, Zementen, Amalgam, durch geringe körperliche Adaptation verstärkte Reaktion auf diese Materialien
Hautkrank- heiten	Alle Schneide- zähne	Blase, Geschlechtsorgane, Niere
Heiserkeit	Alle kleinen Backenzähne	Dickdarm, Lunge
Hepatitis	Alle Eckzähne	Auge, Galle, Hüfte

Krankheitsbild / Beschwerden / Körperteil	Problem- zähne	Ursache / Wirkung
Herz	Alle Weisheits- zähne	Dünndarm, Ohr
Herz- erkrankungen	Alle Weisheits- zähne, Ent- zündung des Zahnfleischs	Bakterien und deren Toxine können in den Herzklappen anhaften und dort zu Schäden führen.
Herzinfarkt (Anzeichen)	Alle Weisheits- zähne	Schmerzen an einem Weis- heitszahn ohne Befund sind Vorboten für einen Herzinfarkt.
Hören (Mittelohr)	Alle Weisheits- zähne	Dünndarm, Herz
Hüfte	Alle Eckzähne	Auge, Leber, Gallenblase, Hypophysenhinterlappen, Keimdrüsen, Knie hinten, Störung im Zusammenbiss mit einseitiger Unterkieferab- weichung, Probleme mit der gesamten Wirbelsäule

Krankheitsbild / Beschwerden / Körperteil	Problemzähne	Ursache / Wirkung
Hustenreiz	Alle Backenzähne	Bei häufigem Knirschen und Zahnpressen kommt es zu einer Verkürzung der Unterzungenmuskulatur. Die dadurch ständige Spannung auf den Bronchien löst einen nicht entzündungsbedingten Hustenreiz aus.
Hypertonie	Alle Weisheitszähne	Dünndarm, Herz
Hypophysenhinterlappen	Seitlicher Schneide- und Eckzahn oben links und rechts	Auge, Brustwirbelsäule, Gallenblase, Hüfte, Leber rechts
Hypophysenvorderlappen	Weisheitszahn oben links und rechts	Dünndarm
Immunschwäche	Alle großen Backenzähne	Magen, Milz, Pankreas

Krankheitsbild / Beschwerden / Körperteil	Problem-zähne	Ursache / Wirkung
Immunsystem	Alle großen Backenzähne	Magen, Milz, Pankreas
Impotenz	Alle Schneide-zähne	Blase, Niere. Die Schneide-zähne stehen in direktem Zusammenhang mit den männlichen Geschlechtsorga-nen sowie deren hormoneller Steuerung. Devitale Front-zähne können starke negative Auswirkungen auf die Zeu-gungsfähigkeit haben.
Keilbeinhöhle	Alle Schneide-zähne	Auge, Galle, Leber
Keimdrüsen	Seitlicher Schneidezahn, Eckzahn, kleine Backen-zähne rechts unten	Dickdarm, Galle, Leber

Krankheitsbild / Beschwerden / Körperteil	Problem-zähne	Ursache / Wirkung
Kein Geschmackssinn im Mund	Alle betroffenen Zähne	a) Schwarze Füllungen durch Metall-Ionen-Wanderung b) Prothesen decken große Teile der den Geschmack wahrnehmenden Schleimhaut ab. c) Bei stark entzündeten Nasennebenhöhlen quetscht die Schleimhautschwellung den Riech- und Geschmacksnerv ab. Er ist dann teilweise taub. Hier ist zu klären, ob ein Tumor die Ursache sein kann.
Kieferhöhle	Alle kleinen Backenzähne	Dickdarm, Lunge
Knie	Front- und Eckzähne	Blase, Leber, Niere, Wirbelsäule
Kolitis (Dickdarmentzündung)	Alle kleinen Backenzähne	Kieferhöhle, Lunge

Krankheitsbild / Beschwerden / Körperteil	Problem-zähne	Ursache / Wirkung
Kontakt-probleme mit Mitmenschen	Alle betroffe-nen Zähne	Mundgeruch, Zurückhaltung aufgrund hässlicher, unge-pflegter oder fehlender Zähne bzw. unharmonischer Front-zähne. Ungünstig gestaltete Frontkronen bzw. schlecht sitzende Zahnprothesen erschweren das Sprechen, was für den Betreffenden häufig peinlich ist.
Kreislauf-schwäche	Alle Weisheits-zähne	Dünndarm, Ohr
Larynx (Kehlkopf)	Kleine Backen-zähne links unten	Dickdarm, Lunge
Leber	Alle Eckzähne	Auge, Brustwirbelsäule, Gal-lenblase, Hüfte, Hypophysen-hinterlappen, Keimdrüsen. Bei Leberleiden ist sehr genau zu prüfen, ob die Eckzähne als Anker für Zahnprothesen geeignet sind.

Krankheitsbild / Beschwerden / Körperteil	Problem-zähne	Ursache / Wirkung
Lendenwirbel-säule	Alle mittleren Schneidezähne	Blase, Gehirn, Niere
Lunge	Alle kleinen Backenzähne	Dickdarm, Kieferhöhle
Lymphgefäße	2. großer Backenzahn links und rechts unten	Bauchspeicheldrüse, Magen, Milz
Magen	a) Alle großen Backenzähne	a) Dickdarm, Immunsystem, Kieferhöhle, Knie, Pankreas
	b) Alle betrof-fenen Zähne	b) Kauen ist aufgrund schlechten Zahnersatzes, fehlender Seitenzähne oder lockerer schmerzhafter Zähne nicht möglich.
Mandel-entzündung	Alle großen Backenzähne	Bauchspeicheldrüse, Magen, Milz
Menstruations-beschwerden	Alle Schneide-zähne	Blase, Geschlechtsorgane, Niere

Krankheitsbild / Beschwerden / Körperteil	Problem-zähne	Ursache / Wirkung
Metall-geschmack im Mund	Alle Zähne mit Füllungen und Kronen	Oxidationsvorgänge und Batterie-Effekt durch unterschiedliche Metalle im Mund
Milz	Alle großen Backenzähne links oben und unten	Magen
Mittelohr-entzündung	Alle Weisheits-zähne	Dünndarm, Herz
Müdigkeit, chronische (siehe auch Energie-mangel)	Weisheitszähne links und rechts unten	Blase, Niere (mangelnde Entgiftung führt zu Ermüdung), Tumorverdacht ausschließen
Müdigkeits-syndrom	Alle Zähne mit Füllungen oder Kronen	Unverträgliche Materialien von Zahnfüllungen, Kronen und Implantaten (Billigangebote aus unseren Nachbarländern beachten). Metalle wie Palladium, Zinn und Quecksilber sind mittels Urinprobe leicht nachweisbar.

Krankheitsbild / Beschwerden / Körperteil	Problem- zähne	Ursache / Wirkung
Mundgeruch	Alle betroffe- nen Zähne	Zersetzungsvorgänge (Fäul- nis) durch Nahrungsreste in Zahnzwischenräumen, unge- pflegtes Gebiss, Karieslöcher, schlechte Füllungen und/oder Kronen, bakterielle Fehlbesie- delung der Zunge, aufgrund ihrer Stellung schwer sauber zu haltende Zähne. Mundge- ruch kann zu Kontaktschwie- rigkeiten führen.
Nacken- beschwerden	Alle Backen- und Weisheits- zähne, Knirschen und nächtli- ches Pressen (Facetten auf allen betroffe- nen Zähnen), Schleifspuren	Krampfhaftes nächtliches Zubeißen mit Kaukräften bis zu 300 bis 400 kg führt zu Muskelverspannungen im Halsmuskel- und im Nacken- bereich.

Krankheitsbild / Beschwerden / Körperteil	Problemzähne	Ursache / Wirkung
Nasenatmung eingeschränkt	Fehlende kleine Backenzähne	Eine frühzeitige Entfernung der Oberkiefer-Prämolaren führt zu schlechter Entwicklung des Nasenraums, was eine weniger ausgeprägte Nasenatmung bewirkt.
Nasennebenhöhlen	Alle kleinen Backenzähne	Dickdarm, Lunge
Nebenniere	Schneidezähne links und rechts unten	Blase, Geschlechtsorgane, Niere
Nebenschilddrüse	Große Backenzähne links und rechts oben	Bauchspeicheldrüse, Magen
Nierenbeschwerden	Alle Schneidezähne	Blase, Geschlechtsorgane. Es ist genau zu prüfen, ob eine Wurzelbehandlung oder eine Wurzelspitzen-Resektion therapeutisch wirksam ist.

Krankheitsbild/ Beschwerden/ Körperteil	Problem- zähne	Ursache/Wirkung
Ohren- schmerzen	Alle Weisheits- zähne	Dünndarm, Herz
Oropharynx (Hals-Rachen- Bereich zum Ohr hin)	Alle großen Backenzähne	Bauchspeicheldrüse, Magen, Milz
Pankreas/ Pankreatitis	Große Backen- zähne rechts oben und unten	Magen, Milz, Schleimhäute
Parodontose	Alle betroffe- nen Zähne	Gestörtes bakterielles Gleich- gewicht im Mund, wodurch auch der Darm deutlich in Mitleidenschaft gerät. Im Darm befinden sich ca. 80 % des Immunsystems.
Pneumonie (Lungen- entzündung)	Alle kleinen Backenzähne	Kieferhöhle, Dickdarm

Krankheitsbild / Beschwerden / Körperteil	Problemzähne	Ursache / Wirkung
Psyche	Alle betroffenen Zähne	Fehlt dem Menschen die Süße des Lebens, wird sie oft durch Schokolade ersetzt. Nicht umsonst heißt es Nervennahrung. Ist in diesem Fall die Mundhygiene nicht perfekt, ist ein Entkalken der Zähne mit anschließender Kariesbildung die Folge.
Schilddrüse	Schneidezähne links und rechts oben	Blase, Geschlechtsorgane, Niere
Schleimhautentzündung	Alle großen Backenzähne	Bauchspeicheldrüse, Magen, Milz
Schnarchen	Lage des Unterkiefers	Mit zunehmendem Alter erschlafft die Kaumuskulatur, so dass der Unterkiefer in Rückenlage nach hinten fällt und die Zunge den Luftweg verengt. Abhilfe kann eine Schnarch-Schiene bringen, die den Unterkiefer im Schlaf stabilisiert.

Krankheitsbild / Beschwerden / Körperteil	Problem- zähne	Ursache / Wirkung
Schulter	Alle Weisheits- zähne	In die Schulter ziehende Schmerzen deuten auf Be- schwerden des Herzens hin.
Schwanger- schaftsaus- wirkungen auf die Zähne	Alle Zähne	Durch die Versorgung des Embryos wird dem müt- terlichen Körper eine große Menge wichtiger Vitamine und Mineralien entzogen, was die Versorgung der Zähne mit mineralischem Speichel reduziert. Außerdem nimmt durch die hormonelle Umstel- lung die Entzündungsneigung des Zahnfleisches deutlich zu. Insbesondere durch mehrere Schwangerschaften nachein- ander wird der weibliche Kör- per deutlich mehr belastet. Der Volksmund sagt, jedes Kind koste einen Zahn.
Schwanger- schaftsprobleme	Alle Schneide- zähne	Blase, Niere

Krankheitsbild / Beschwerden / Körperteil	Problemzähne	Ursache / Wirkung
Schwindel	Alle Weisheitszähne	Dünndarm, Herz
Sodbrennen	Alle großen Backenzähne	Bauchspeicheldrüse, Magen, Milz
Stirnhöhle	Alle Schneidezähne	Blase, Gehirn, Niere
Taubheit	Alle Schneide und Weisheitszähne	Dünndarm, Herz
Tinnitus (Ohrgeräusche)	Seitliche Backenzähne	Ohrgeräusche werden durch nächtliches Knirschen verstärkt. Falls ein Fehlbiss vorliegt, ist dieser mit einer Aufbiss-Schiene zu behandeln, um Entlastung zu bringen.

Krankheitsbild / Beschwerden / Körperteil	Problem- zähne	Ursache / Wirkung
Unterernährung	Fehlen aller betroffenen Zähne	Bei unzureichender Kaufunktion durch schlechte, lückenhafte Zähne oder mangelhaft sitzenden Zahnersatz erfolgt die Nahrungsaufnahme nach dem Motto „Was lässt sich gut kauen?". Nahrungsmittelauswahl und -vielfalt werden deutlich eingeschränkt. Abhilfe schafft übergangsweise Trinkversorgung. Generell schlechtere Funktion und Schwächung des ganzen Körpers, kein Lustempfinden beim Essen
Unfruchtbarkeit	Alle Schneidezähne	Herdbefall, Berührungsempfindlichkeit und Vitalität der Zähne prüfen.
Urogenitalsystem	Alle Schneidezähne	Blase, Niere

Krankheitsbild / Beschwerden / Körperteil	Problem-zähne	Ursache / Wirkung
Verdauungs-störungen	Alle zweiten Backenzähne	Siehe Magenprobleme. Zerkauen ist nicht möglich, daher Zerkleinerung der Speisen und Mischung mit Speichel und Verdauungsenzymen unzureichend. Speisen gelangen unvorbereitet in den Magen. Mangelnde Aufspaltung der Nahrung führt zu schlechter Verwertung der Nährstoffe.
Verdauungs-system	Alle großen und kleinen Backenzähne	Kaugummikauen verwirrt das Verdauungssystem, das ständig Verdauungssäfte bereitstellt, die nicht benötigt werden. Ständiges Kaugummikauen schädigt das Kiefergelenk, falls dort Vorschädigungen vorhanden sind.
Vergiftungs-erscheinungen	Zähne mit Füllungen und Wurzel-füllungen	Gifte aus toten Zähnen gehören zu den stärksten Giften überhaupt.

Krankheitsbild / Beschwerden / Körperteil	Problem-zähne	Ursache / Wirkung
Vitaminmangel	Alle kleinen und großen Backenzähne	Bei unzureichender oder nicht vorhandener Kaufunktion durch schlechte, lückenhafte Zähne oder mangelhaft sitzenden Zahnersatz erfolgt die Nahrungsaufnahme nach dem Motto „Was lässt sich gut kauen?". Nahrungsauswahl und -vielfalt werden deutlich eingeschränkt. Abhilfe schafft temporäre Trinkversorgung. Generell schlechtere Funktion und Schwächung des ganzen Körpers, kein Lustempfinden beim Essen
Wechseljahres-beschwerden	Alle Schneide-zähne	Blase, Geschlechtsorgane, Niere

Krankheitsbild / Beschwerden / Körperteil	Problem- zähne	Ursache / Wirkung
Wundheilung verzögert oder schmerzhaft	Alle Zähne	Die Blockade der oberen Halswirbel kann zu leichter Taubheit im Bereich des Gesichts und des Kiefers führen, was zu schlechter Durchblutung dieser Gebiete führt. Nach Zahnextraktion kann die Wundheilung gestört, verzögert und zudem schmerzhaft sein.
Zahnfleisch- brennen	Alle betroffe- nen Zähne	Schwarze Füllungen durch Metall-Ionen-Wanderung (Batterie-Effekt)
Zahnfleisch- probleme	Alle betroffe- nen Zähne	Eingeschränkte Kaufunktion. Kauen trainiert Zähne und Zahnfleisch.

Krankheitsbild / Beschwerden / Körperteil	Problem- zähne	Ursache / Wirkung
Zahnfleisch- probleme, psychisch	Alle betroffe- nen Zähne	Normalerweise besteht ein Gleichgewicht zwischen Bakterien im Mund und Zahnfleisch auf der einen und der Körperabwehr (Immunsystem) auf der anderen Seite. In Stressphasen ist die geregelte Immunabwehr gestört und es kommt zu einer Fehlfunktion. Der Körper schießt über das Ziel hinaus. Ein Großteil der Gewebsschädigung erfolgt durch die Immunreaktion. Durch stressbedingtes Knirschen werden die Zähne quer zur Achse stärker belastet, ähnlich wie bei Extraktionsbewegungen mit der Zange. Zahnfleisch und Zahnaufhängung werden dadurch deutlich mehr beansprucht. Belastung des Kaumuskulatursystems, Schmerzen im Hals- und Nackenbereich, Verspannungen im Kopfbereich.

Krankheitsbild / Beschwerden / Körperteil	Problem-zähne	Ursache / Wirkung
Zentralnerven-system	Weisheitszähne oben links und rechts	Dünndarm, Herz
Zungenbrennen	Alle betroffe-nen Zähne	Schwarze Füllungen durch Metall-Ionen-Wanderung (Batterie-Effekt)

4. Seelische Aspekte

Zähne	Bedeutung
Alle Schneidezähne	Stehen für das Ich und die eigene Lebensenergie.
Alle oberen Schneidezähne	Ausdruck der männlichen und weiblichen Erotik und Attraktivität
Diastema (Lücke zwischen den mittleren Schneidezähnen)	Der Mensch hat Probleme, seine männliche und seine weibliche Seite zu integrieren. Der Mann fühlt sich von der Frau gleichzeitig angezogen und abgestoßen. Die Frau stellt den Mann, mit dem sie lebt, ständig in Frage. Das Diastema zeigt eine Abspaltung des Menschen von seinen Eltern an.
Überlagerung der Schneidezähne	Der vorne stehende Zahn gibt den dominanten Elternteil an.
Mittlerer Schneidezahn rechts oben vor dem mittleren Schneidezahn links oben	Der väterliche Anteil dominiert in der Erziehung des Heranwachsenden.

Zähne	Bedeutung
Mittlerer Schneidezahn links oben vor dem mittleren Schneidezahn rechts oben	Der mütterliche Anteil dominiert in der Erziehung des Heranwachsenden.
Trauma und Verletzung am mittleren Schneidezahn rechts oben	Frauen können sich in Familie und Partnerschaft schlecht gegen den Vater oder Mann durchsetzen.
Trauma und Verletzung am mittleren Schneidezahn links oben	Männer können sich in Familie und Partnerschaft schlecht gegen die Mutter oder Frau durchsetzen.
Verkleinerte seitliche Schneidezähne (beidseitig)	Kennzeichen für einen freundlichen und friedfertigen Charakter
Gänzlich verschachtelte Schneidezähne	Männliche und weibliche Seite sind kaum entwickelt.
Mittlerer Schneidezahn rechts oben	Steht für die männlichen Anteile in uns, entsprechend unserem Verhältnis zum Vater.

Zähne	Bedeutung
Mittlerer Schneidezahn links oben	Steht für die weiblichen Anteile in uns, entsprechend unserem Verhältnis zur Mutter.
Mittlerer Schneidezahn links und rechts oben	Stehen für die menschliche Urenergie sowie für die Einnistung der Eizelle (Nidation). Eine unverarbeitete Abtreibung erzeugt lockere Frontzähne bei einer Frau.
Seitliche Schneidezähne oben	Stehen für die Beziehung des Kindes zu seinen Eltern. Wachsen die seitlichen Schneidezähne nach vorne, dominiert das Kind über den Einfluss der Eltern. Wachsen sie nach hinten, dominieren die Eltern das Kind. Steht nur jeweils ein Schneidezahn in einer anderen Richtung, ist entweder Mutter (links) oder Vater (rechts) betroffen.

Zähne	Bedeutung
Karies an den Schneidezähnen trotz Zahnpflege	Hinweis auf emotionales Problem. Bei Karies an den linken seitlichen Schneidezähnen werden die Gefühle eines Mannes von einer Frau enttäuscht. Bei Karies an den rechten seitlichen Schneidezähnen werden die Gefühle einer Frau von einem Mann enttäuscht.
Alle Eckzähne	Wachstum der Eckzähne gleichzeitig mit dem Beginn der Pubertät. Eckzähne erscheinen, wenn die sexuelle Reife entsteht und sich das sexuelle Interesse entwickelt. Die Eckzähne sind von großer Bedeutung für die Vitalität. Erkranken die unteren Eckzähne, kommt es häufig zu einem radikalen Absinken der Vitalität. Bei Eckzähnen als Prothesenverantwortung bei belasteter Leber und belastetem Gallenmeridian ist Vorsicht geboten.

Zähne	Bedeutung
Nicht oder verspätet durchbrechender Eckzahn	Der Mensch will sich dem Leben nicht stellen, verhätscheltes Einzelkind.
Oberer Eckzahn hinter dem unteren Eckzahn	Der Mann ist gehemmt, sein Mannsein auszuleben.
Eckzahn rechts oben	Steht für die Art und Weise, wie wir uns der Welt zeigen wollen.
Eckzahn links oben	Steht für die innere Haltung, die wir Veränderungen gegenüber einnehmen.
Eckzahn rechts unten	Drückt aus, was wir nach außen vollbringen wollen. Zum Zeitpunkt des Durchbruchs konzentriert dieser Zahn die gesamte Wachstumsenergie auf sich. Beim Durchbruch kommt es zu einem körperlichen Wachstumsschub.

Zähne	Bedeutung
Eckzahn links unten	Drückt aus, wie wir innere Veränderungen nach außen bringen. Bei Menschen, die Konflikten ständig ausweichen, dreht der Eckzahn sich und weicht ebenfalls aus.
Zweiter kleiner Backenzahn rechts oben	Hier zeigt sich die Entwicklung in der Außenwelt, Kinder, die wir gern hätten, Pläne, die wir gern verwirklicht hätten. Bei Frauen mit Kinderwunsch-Problematik, Unfruchtbarkeit, Fehlgeburt, Abtreibung ist dieser Zahn häufig devitalisiert. Bei gut harmonierenden Paaren hat der Mann häufig die Beschwerden der Frau an diesem Zahn.
Zweiter kleiner Backenzahn links oben	Besonderer Zahn mit einem karmischen Zusammenhang. Er zeigt an, ob wir uns gemäß unseren Anlagen entwickeln und unsere verborgenen Talente nach außen bringen. Stehen wir der Entwicklung im Wege, zeigt der Zahn es mit Problemen.

Zähne	Bedeutung
Zweiter kleiner Backenzahn links unten	Zeigt an, wie wir das Wesen der Mutter in unser Wesen integrieren. Wächst der Zahn ins Mundinnere, haben wir es mit einer erdrückenden Muttergestalt zu tun. Bei Problemen fällt es schwer, sich gegen die Mutter durchzusetzen. Begleitend treten Schulterprobleme auf, die nicht in den Griff zu bekommen sind.
Zweiter kleiner Backenzahn rechts unten	Entspricht der konkreten Ausführung unserer Pläne, insbesondere im beruflichen Bereich. Einschneidende berufliche Veränderungen können Auswirkungen auf diesen Zahn haben.
Erster großer Backenzahn rechts oben	Steht für den Rang, den wir in der Außenwelt besitzen möchten. Zahn wird kariös, wenn einige Dinge misslungen sind oder nicht das erwünschte Ergebnis gebracht haben. Die Extraktion dieses Zahns behebt oft die betreffenden Probleme.

Zähne	Bedeutung
Erster großer Backenzahn links oben	Entspricht der Rolle, die wir gern einnehmen würden, um unsere Empfindungen auszudrücken. Karies an diesem Zahn zeigt an, dass diesbezüglich einiges nicht gelungen ist.
Erster großer Backenzahn links unten	Steht für unseren Wunsch, geliebt zu werden. Oftmals gibt es hier den ersten Kariesbefall, der dann erscheint, wenn das Kind versucht, seine Emotionen zu integrieren, und die ersten Gefühlsdramen durchmacht. Der Zahn verursacht starke Schmerzen, wenn das Kind im Herzen der Eltern verloren geht.
Erster großer Backenzahn rechts unten	Repräsentiert die Arbeit. Schwierigkeiten bei einer Betriebsgründung oder einem Projekt spiegeln sich in dem Zahn wider. Der Zahn steht für Neubeginn, Gründung oder Geburt.

Zähne	Bedeutung
Alle zweiten großen Backenzähne	Spiegeln die Beziehung mit der Umwelt. Welches Bild projizieren wir auf die Umwelt und welches wirft sie auf uns zurück?
Zweiter großer Backenzahn rechts oben	Steht für die äußeren Umstände und das Arbeitsleben. Ein zupackender Mensch hat eher einen gesunden Zahn, während Phlegmatiker oder zu Fluchtverhalten neigende Menschen eher kariesanfällig sind.
Zweiter großer Backenzahn links oben	Steht für unser emotionales Verhältnis zu unseren Mitmenschen und zur Harmonie miteinander. Wird in einer Beziehung die Erwartung des Partners enttäuscht, erkrankt dieser Zahn.
Zweiter großer Backenzahn links unten	Hat eine ähnliche Bedeutung wie der zweite große Backenzahn links oben: Enttäuschungen, die sich im Miteinander zeigen, treten hier noch stärker zu Tage.

Zähne	Bedeutung
Zweiter großer Backenzahn rechts unten	Steht für Beziehungen und deren Umstände. Ständige Streitigkeiten können für Zahnschäden verantwortlich sein.
Weisheitszähne	Stehen für die Energie, die mit dem kollektiven und dem individuellen Bewusstsein in Verbindung steht. Weiterhin stehen sie für die Fähigkeit, uns mit dem göttlichen Prinzip in Einklang zu bringen. Heute werden Weisheitszähne oft systematisch gezogen. So wird dem Menschen der Zugang zu den Kräften des Universums erschwert. Man zerstört dadurch die Polarität, sich mit der universellen Erkenntnis zu verbinden.

5. Glossar

Adaptation: Anpassungsvermögen von Organen

Akne: Auf dem Boden einer gesteigerten und krankhaft veränderten Absonderung der Talgdrüsen bilden sich durch verstärkte Verhornung Mitesser, Knötchen, Pusteln, evtl. auch Narben.

Allergie: Die auf einer Reaktion zwischen „Antikörpern und Antigen beruhende veränderte Reaktionslage des Organismus nach vorausgegangener Sensibilisierung durch Reizstoffe.

Amalgam: Quecksilber-Metall-Legierung

Asthma bronchiale: Atemnot, bedingt durch eine Verkrampfung der Bronchien

Aufbiss-Schiene: Herausnehmbarer Kunststoff-Überzug über die Zähne des Kiefers zur Bisskorrektur. Die Aufbiss-Schiene dient dazu, die beiden Kiefer richtig zueinander zu positionieren sowie Knirschen und Pressen zu vermindern.

Depression: Traurige Verstimmung

Diabetes: Zuckerkrankheit

Ekzem: Juckflechte. Häufigste, juckende, schubweise auftretende, entzündliche Krankheit der Oberhaut und des Papillarkörpers

Embryo: Frucht in der Gebärmutter während der Zeit der Organentwicklung, d. h. in den ersten drei Monaten

Endogene Depression: Organisch bedingte Depression ohne äußeren Auslöser

Furunkel: Akut eitrige Entzündung eines Haarbalges und seiner Talgdrüse; schmerzhafter bohnen- bis walnussgroßer, entzündlich geröteter Knoten mit gelbem Zentrum, zentralem Eiterpfropf und starkem Ödem in der Umgebung

Gastritis: Magenkatarrh, Entzündung des Magens, insbesondere seiner Schleimhaut, akut und chronisch

Hormone: Körpereigene Wirkstoffe, die in endokrinen Drüsen (Drüsen mit innerer Absonderung) gebildet werden oder in bestimmten Zellarten oder Geweben entstehen (Gewebshormone) und in spezifischer Weise Stoffwechselprozesse in bestimmten Organen steuern

Hypertonie: Hochdruckkrankheit, arterielle Blutdrucksteigerung über 140/80 (160/80) bei Menschen im Alter zwischen 20 und 50 Jahren

Hypophyse: Hirnanhangdrüse

Immunsystem: Diejenigen Strukturen eines Organismus, die Träger immunologischer Funktionen sein können oder in denen Bildung und Vermehrung von Lymphzellen erfolgen, in erster Linie also das lymphatische System

Implantat: In den Körper eingepflanzter Fremdteil, hier ein künstlicher Zahn

Larynx: Kehlkopf

Lymphgefäß: Gefäß, das Lymphe (aus Lymphplasma und Lymphkörperchen bestehende hellgelbe Flüssigkeit) über Lymphknoten (linsen- bis haselnussgroße plattrundliche Organe, die in das Lymphsystem eingeschaltet sind) wieder dem Blutkreislauf zuführt

Meridiane: In der traditionellen chinesischen Medizin Leitbahnen an der Körperoberfläche, aber auch im Körperinneren, auf denen die Akupunkturpunkte liegen

Oropharynx: Hals-Rachen-Bereich, der zum Ohr hinzieht

Oxidationsvorgang: Chemischer Vorgang, bei dem einem Element oder einer Verbindung Sauerstoff zugeführt wird

Pankreas: Bauchspeicheldrüse

Pankreatitis: Entzündung der Bauchspeicheldrüse

Parodontose: Ohne entzündliche Erscheinung verlaufender Schwund der Zahnwurzel und ihrer Umgebung als Ausdruck herabgesetzter vitaler Energie des Gewebes. Hauptsymptom ist die Lockerung der Zähne.

Psychosomatik: Lehrt den Zusammenhang von körperlicher Krankheit und ihrer seelischen Ursache.

Resektion: Ausschneidung eines Organs, teilweise Entfernung von kranken Organteilen

Stress: Zustand erhöhter Aktivierung des Organismus

Tinnitus: Ohrgeräusche, Ohrensausen, Ohrklingeln. Vom Patienten subjektiv wahrgenommen, objektiv jedoch nicht messbar oder hörbar. Tinnitus ist keine Krankheit, sondern nur ein Symptom.

Toxine: Wasserlösliche Giftstoffe von Mikroben, Pflanzen oder Tieren mit bestimmter Inkubationszeit, spezifischer Wirkung und unbekannter chemischer Struktur

Tumor: Geschwulst

Verdauungsenzym: Die Verdauung beschleunigender körpereigener Stoff

Vitalität: Lebendigkeit

Vitaminmangel: Mangel an lebenswichtigen Vitaminen, der zu verringerter Sehkraft und rascher Ermüdung der Augen, trockenen Schleimhäuten und rissigen Lippen etc. führen kann

6. Literaturverzeichnis

Adler, Dr. Ernesto: Störfeld und Herd im Trigeminusbereich, 5. Auflage, Heidelberg 2004

Berg, Dr. Dr. Stefan; Schmitz-Koep, Dr. Dr. Norbert: Schöne Zähne – Pflege, schmerzlose Behandlung, Zahnersatz, Implantate, Köln

Caffin, Michele: Was Zähne zeigen, Braunschweig 1997

Dahlke, R.: Krankheit als Symbol, München 1996

Daunderer, Dr. Max: Amalgam, Sonderdruck, 6. Auflage, Landsberg/Lech 2000

Gleditsch, Jochen M.: Reflexzonen und Somatotopien, Schorndorf 1983

Gleditsch, Jochen M.: Mundakupunktur, Schorndorf 1979

Graf, Dr. med. dent. Karlheinz: Ganzheitliche Zahnmedizin – Fakten, Wissenswertes, Zusammenhänge, Stuttgart 2000

Grandjean, M.; Bornhofen, P.: Warum denn so verbissen? Kiefergelenksstörungen – eine neue Volkskrankheit aus ganzheitlicher Sicht, 1. Auflage, Sulzberg 2003

Greese, Dr. med. Dr. med. dent. Uwe: Jedes Kind kann gesunde Zähne haben – Der Kinderzahngesundheitsratgeber, 1. Auflage, Erlangen 2003

Kares, Horst; Schindler, Hans; Schöttl, Rainer: Craniomandibuläre Dysfunktionen: der etwas andere Kopf- und Gesichtsschmerz, Hannover 2003

Kiel-Hinrichsen, Monika; Kviske, Renate: Wackeln die Zähne, wackelt die Seele, 3. Auflage, Stuttgart 2004

Klein, Thomas: Energieverlust und Krankheit durch Zahnherde. Ein Wegweiser zur Selbsthilfe und Heilung, 1. Auflage, Dresden 2004

Kramer, F.: Elektroakupunktur in der zahnärztlichen Praxis, Heidelberg 1994

Kramer, F.: Lehrbuch der Elektroakupunktur, Heidelberg 1976–1981

Maier, MR Dr. med. Reinhild: Gesunde Zähne ein Leben lang, 2. Auflage, Leoben 2002

Markert, Christopher: So retten Sie Ihre Zähne, 1. Auflage, Hopferau-Heimen 1983

Mastalier, O.: Reflextherapien in der Zahn-, Mund- und Kieferheilkunde, Berlin 1987

Mieg, Rosemarie: Zähne als Krankheitsursache, München 1996

Mieg, Rosemarie: Krankheitsherd Zähne – Schnelle Heilung durch Erkenntnisse der Herdforschung, Bergisch-Gladbach 1996

Müller-Fahlbusch, H.: Ärztliche Psychologie und Psychosomatik in der Zahnheilkunde, Stuttgart 1992

Roissant, A.; Lechner, J.; Asche, R. van: Das cranio-sacrale System, Heidelberg 1991

Roy, Ravi; Lage-Roy, Carola: Homöopathischer Ratgeber Zähne, 2. Auflage, Murnau 2001

Schneider, Dr. med. Elisabeth: Tinnitus & Tierkreiszeichen, 1. Auflage, München 1999

Schreckenbach, Dr. med. dent. Dirk: An jedem Zahn hängt immer auch ein ganzer Mensch – Das Resümee eines Praktikers; die ganzheitliche Betrachtung und Verbindung von Körper, Geist und Seele, bezogen auf den Mundraum und die Zähne, 4. Auflage, Homburg 2004

Stiftung Warentest: Zähne Vorsorge Behandlung Kosten, 4. Auflage, 2005

Strittmatter, B.: Das Störfeld in Diagnostik und Therapie, Stuttgart 1998

Tepperwein, K.: Die Botschaft deines Körpers, Triesen 1984

Tepperwein, K.: Was dir deine Krankheit sagen will, München 1990

Venanzi, Dr. Luigi; Spallone, Dr. Livio; Ferrarelli, Dr. Enrico: Die Aufbissschiene – Eine Platte zur Koordinierung der Kiefergelenksbewegung, 1. Auflage, München 2004

Volkmer, Dietrich: Zähne natürlich gesund halten: sanfte Heilung durch biologische Zahnheilkunde, München 1998

Voll, Reinhold: Wechselbeziehungen von Odontonen und Tonsilien zu Organen, Störfeldern und Gewebssystemen, 5. Auflage, Uelzen 1996

Volz, Dr. Ulrich; Heinzel, Dr. Hauke; Lambrich, Dr. Martin; Heidemann, Dr. Katrin; Maier, Joachim A.: Zähne gut – alles gut, Stuttgart 2004

Raum für Notizen